HE fitness

El método Pilates

Lucia Schmidt

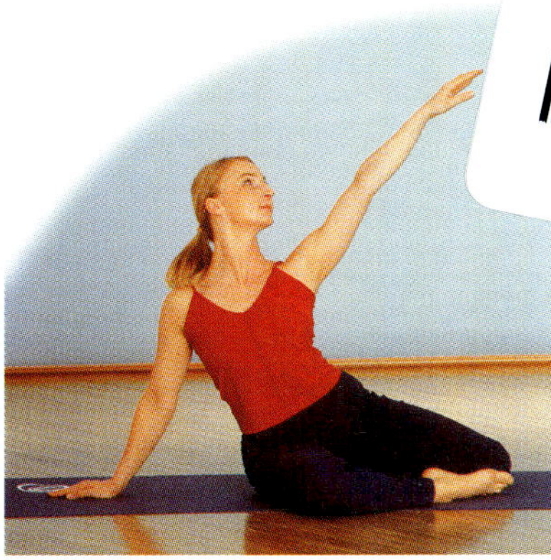

índice

HISPANO EUROPEA

Fuerte, guapa y ágil mediante el método Pilates

En este libro voy a presentarte los utilísimos ejercicios Pilates adaptados a los conocimientos actuales en el campo de la investigación y de la medicina. Con la ayuda de un cojín hinchable blando o una pelota educarás tu sensomotricidad (control y desarrollo del movimiento), mejorarás tu sensibilidad corporal, prevendrás los dolores de espalda y estimularás tu fuerza interior. La base de la pelvis, el vientre y la espalda se convierten en centros de energía, los tejidos se tensan y la figura mejora. Mediante el método Pilates optimizarás la interrelación de todos los órganos que participan en el movimiento. Los impulsos nerviosos guiados de forma refleja actúan sobre los músculos próximos a las articulaciones, que realizan una función de sostén y que normalmente no son tenidos en cuenta en los entrenamientos habituales. Con los ejercicios del método Pilates entrenarás los músculos de dentro hacia fuera. Esto significa que tus músculos se fortalecerán sin necesidad de que intervengan directamente. Al mismo tiempo, mejorarás tu movilidad, tu figura se hará más armoniosa y tu postura y tu forma de caminar ganarán atractivo.

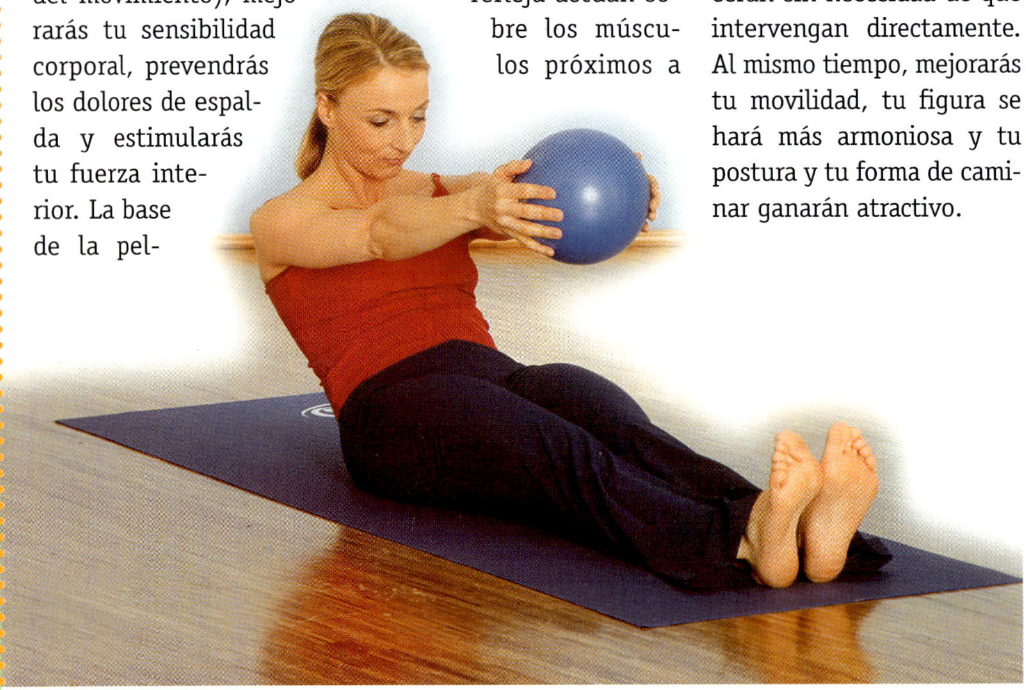

El método Pilates

El programa de entrenamiento Pilates recibe este nombre de su creador, el alemán Joseph Pilates, y consta de una serie de ejercicios que se realizan en el suelo y algunos ejercicios complementarios con accesorios. Las máquinas Pilates han sido construidas de forma que al estirarse, sentarse o acostarse se efectúen unos movimientos fluidos y armónicos que al mismo tiempo estiran y fortalecen los músculos.

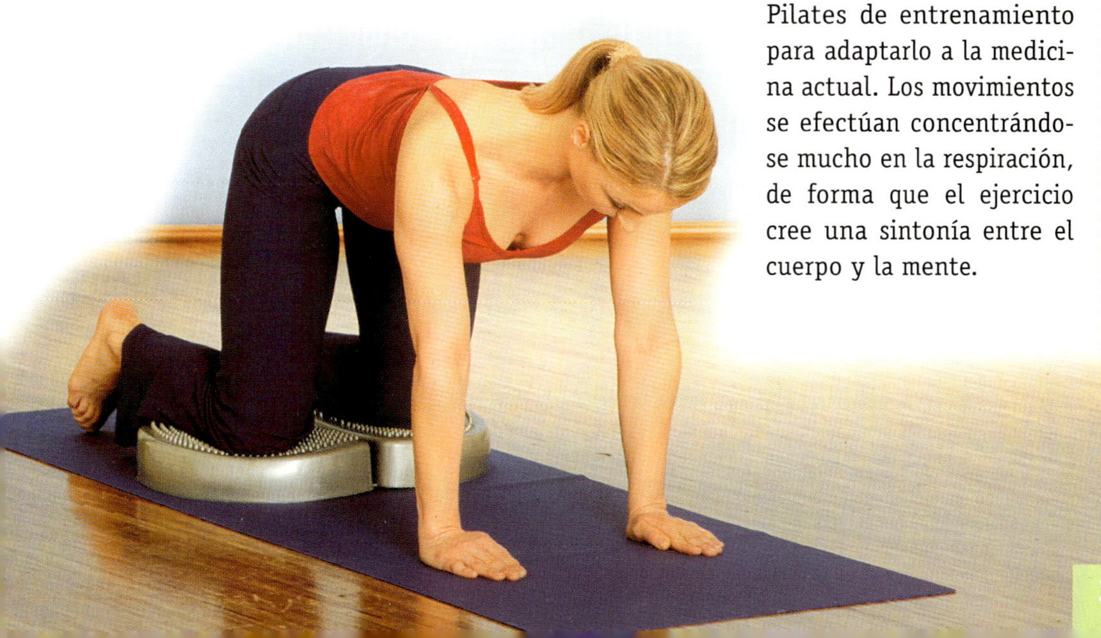

¿Qué es el método Pilates?

Este método fue desarrollado hacia 1930 y consiste en aplicar ejercicios de estiramiento y fortalecimiento para modelar y robustecer los músculos, mejorar la postura y aumentar el equilibrio.

No todos los ejercicios originales concuerdan con los conocimientos de fisioterapia de que disponemos hoy en día. Por esto, en los últimos años se ha modificado el antiguo sistema Pilates de entrenamiento para adaptarlo a la medicina actual. Los movimientos se efectúan concentrándose mucho en la respiración, de forma que el ejercicio cree una sintonía entre el cuerpo y la mente.

La variedad de movimientos y de grados de dificultad hacen que el método Pilates sea apropiado tanto para deportistas y profesores/as de deporte como para personas sin ningún tipo de entrenamiento previo, de forma que no cause ni sobreesfuerzo ni aburrimiento.

Este método es ideal como complemento para otras modalidades deportivas en las que solamente se hacen trabajar los grandes grupos musculares superficiales, sin incidir en los músculos más profundos y estabilizadores. También es ideal para combatir los trastornos físicos causados por el deporte, las actividades cotidianas tales como cargar con carteras o bolsos pesados, el trabajo doméstico, el tenis o el golf.

Filosofía

El fundador de este método tan popular hoy en día, fue el alemán Joseph Hubertus Pilates, que nació en 1880 en un pueblo cerca de Düsseldorf. Fue un niño de constitución débil, y durante su infancia sufrió diversas enfermedades, entre ellas asma y raquitismo. Pero estaba dotado de una gran fuerza de voluntad y empezó a entrenarse físicamente, hasta el punto de que a la edad de 14 años tenía el cuerpo de un atleta y con frecuencia posaba para la realización de estudios anatómicos. A Pilates le apasionaban los deportes, y no solamente era un buen gimnasta, sino también un extraordinario buceador, nadador, esquiador y boxeador. Esto le llevó a emigrar a Inglaterra para iniciar su carrera como boxeador profesional. Se ganaba la vida trabajando para Scotland Yard impartiendo cursos de autoestima a los policías.

Posteriormente trabajó como ayudante sanitario en la isla de Man y empezó a aplicar sus conocimientos. Experimentaba con diversos elementos improvisados y construidos por él mismo, que fijaba a las ca-

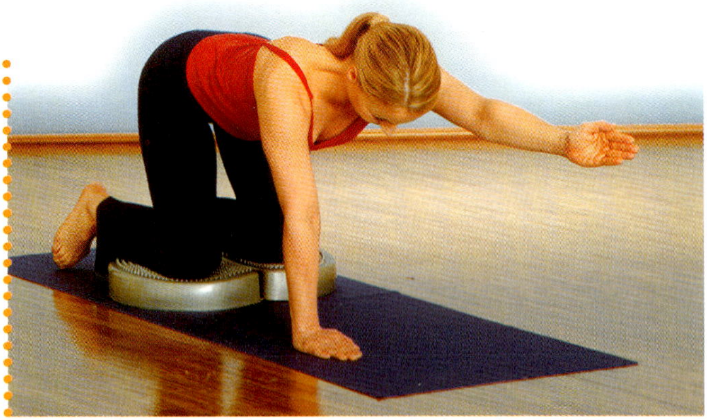

mas de los enfermos. Estos artilugios eran algo así como los prototipos de los actuales elementos del método Pilates.

En 1923, emigró a Nueva York y fundó el primer Estudio Pilates. Sus nuevos y revolucionarios conceptos pronto atrajeron no sólo a las bailarinas y bailarines del New York City Ballet, que tenían su gimnasio en las proximidades, sino también a diversos actores, pintores y demás personajes del mundo artístico. Por su estudio de Broadway pasaron personalidades de la talla de Martha Graham, George Balanchine, Katherine Hepburn, Lauren Bacall, Lawrence Olivier, Gregory Peck y, más tarde, también Michail Baryschnikow. Para las carreras de todos ellos era de gran importancia tener un cuerpo a tono, lleno de energía, y que irradiase vitalidad. Actualmente, la popularidad del método Pilates se debe a que lo practican habitualmente estrellas tales como Madonna, Sharon Stone, Patrick Swayze, Courtney Cox o Joaquín Cortés.

Pilates estaba totalmente convencido de que la mente ejerce una gran influencia en el cuerpo y de que existe una estrecha relación entre ambos. Su programa de ejercicios incluye tanto el entrenamiento físico como el mental. Al igual que el yoga, el método Pilates incide especialmente en la respiración, la concentración, el autocontrol y el autoconocimiento. En su método une la gimnasia occidental con elementos de disciplinas orientales.

Pilates en la actualidad

Hoy en día, la popularidad del método integral de Pilates ya ha sobrepasado ampliamente el ámbito de estos círculos de elite. Muchas profesoras y profesores de gimnasia enseñan siguiendo sus conceptos. También se han desarrollado varios métodos nuevos basados en la filosofía de Pilates. Se trata de conseguir un equilibrio muscular mediante estiramientos y fortalecimiento, y lograr así energía, una buena postura y una perfecta coordinación de movimientos. Algunas variantes tienen una aplicación puramente terapéutica y se deben enseñar con gran precaución, otras son atléticas y se concentran en la dinámica y el ritmo. En muchos casos no se emplea el nombre «Pilates» porque es una marca registrada y su uso supone el pago de derechos. Por esto hay muchos gimnasios y estudios de fitness en los que este método se ofrece bajo otras denominaciones, como por ejemplo Polestar, Método Stott, Body Control Pilates, Método P o Balanced Body.

Los objetivos

El método Pilates es un programa de entrenamiento destinado a construir la figura y que consta de 400 a 500 ejercicios en los que intervienen músculos, articulaciones y la totalidad del tejido conjuntivo. Mediante ejercicios constantemente cambiantes se entrenan simultáneamente todos los músculos, lo que hace innecesario el habitual entrenamiento por grupos de músculos. Si tú, además, quieres perder peso o quemar grasas, será necesario que practiques también un entrenamiento cardiovascular que te estimule el metabolismo, como por ejemplo nadar, caminar, ir en bicicleta o hacer «spinning» (bicicleta fija).

El objetivo consiste en ser conscientes de los propios movimientos y posturas, eliminar los malos hábitos y buscar alternativas para restablecer el equilibrio neuromuscular.

Es muy importante realizar los ejercicios lentamente y con concentración. También juegan un papel muy importante la imaginación y la visualización del ejercicio o del desarrollo de los movimientos. La armonización del cuerpo y la mente permiten afrontar mejor las situaciones de estrés y se duerme mejor. Los ejercicios te ayudarán a mejorar tu coordinación y a eliminar las molestias de espalda. El cuerpo se volverá más fibroso y más flexible, irradiará energía positiva y te ayudará a aumentar tu autoestima.

¿Cómo actúa Pilates?

Si se practican regularmente los ejercicios se podrán observar los siguientes efectos:

- Cuerpo más fibroso y más flexible.
- Postura erguida y distendida.
- Mayor soltura de movimientos.
- Reforzamiento de la región lumbar, eliminación de dolores de espalda.
- Relajación de la musculatura de cuello, nuca y hombros.
- Fortalecimiento de los abdominales.
- Refuerzo de la musculatura de la pelvis.

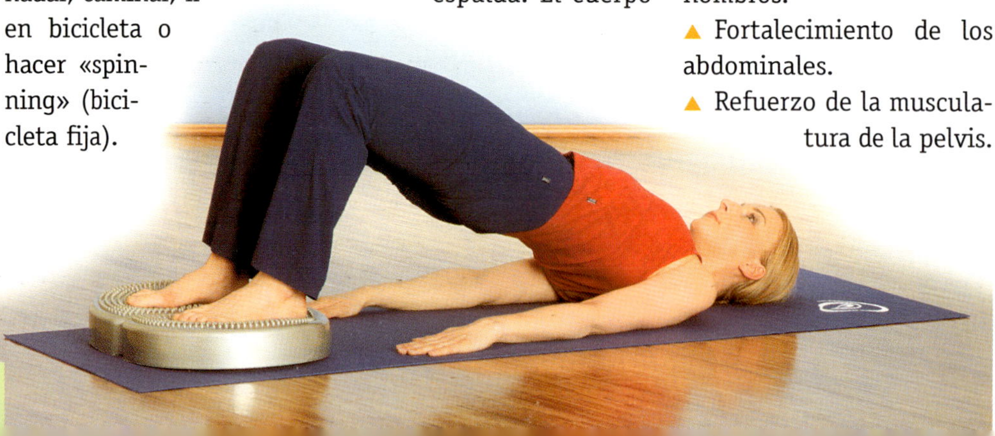

- Mejora en casos de incontinencia de orina o heces.
- Prevención de la osteoporosis.
- Mejora de la movilidad y aumento de la fuerza.
- Intensificación del riego sanguíneo.
- Mejor aporte de oxígeno a las células.
- Mejor coordinación de movimientos y conocimiento del cuerpo.
- Mayor facilidad de movimientos.
- Mayor resistencia física y psíquica.
- Armonía de cuerpo y mente.
- Mayor relajación en la vida cotidiana.
- Emanarás energía positiva.
- Aumento en la autoestima y en la alegría de vivir.

La técnica

Para que este entrenamiento pueda ser realmente útil para cada uno, es importante conocer los principios básicos o «reglas de oro» y emplear los elementos clave de la técnica Pilates.

Interiorizar las «reglas de oro» de:

- **Centralización**
- **Concentración**
- **Control**
- **Flujo de movimientos**
- **Precisión**
- **Respiración**

Aplicar los siguientes elementos clave:

- Estiramiento de la columna vertebral.
- Estabilización en la postura neutral.
- Activación de «powerhouse».
- Trabajo con imágenes.
- Calidad en vez de cantidad.

Centralización

Joseph Pilates solía emplear mucho la expresión «powerhouse». Con este vocablo hacía referencia a la región del cuerpo comprendida entre la pelvis y la caja torácica, tomando la columna vertebral como eje central. El powerhouse consiste básicamente en cuatro grupos de músculos: abdominales transversales, abdominales oblicuos, dorsales y musculatura pelviana.
Estos músculos actúan conjuntamente y proporcionan una especie de corsé que por una parte protege la columna vertebral y, por otra, proporciona consistencia a la región abdominal.
El arranque de todos los ejercicios Pilates se produce en el powerhouse y fluye hacia las extremidades. Esta fuerza central controla y coordina todos los movimientos y te proporciona una base sólida en la que podrás confiar al desempeñar tus actividades cotidianas.

Concentración

En una época tan dinámica como esta en la que nos ha

tocado vivir, concentrarse en los movimientos que se efectúan en cada momento puede ser una forma muy sencilla y efectiva de unir el cuerpo y la mente logrando una paz interior. Si mientras efectúas el ejercicio visualizas su desarrollo, activarás inconscientemente los músculos que intervengan en él.
La experiencia me ha enseñado que un ejercicio se aprende e integra de forma mucho más rápida y precisa si va acompañado de una imagen.

Control

Los ejercicios que se efectúan con todo el cuerpo exigen un alto grado de coordinación y de control porque todos los músculos que intervienen deben hacerlo con la misma armonía con la que trabaja una gran orquesta durante un concierto. Al actuar a conciencia y con un alto grado de atención se sientan las bases para un desarrollo óptimo del movimiento y se logra reprogramar todo el cuerpo a corto plazo.

Flujo de movimientos

La gracia y fluidez de los movimientos son más importantes que su rapidez o que el número de veces que los repitamos. Ten en cuenta que se trata de practicar empleando la mínima fuerza muscular, y alcanzar y mantener la postura idónea sin tensiones.

Precisión

Si efectúas los movimientos con precisión y concentrándote en ellos, resultarán mucho más efectivos. Lo importante no es la cantidad de veces que los repitas, sino la atención que les prestes durante tu práctica. ¡Menos es más! Cuanto mayor sea la concentración y la precisión con que te ejercites, mayor será la fuerza con la que trasladarás esta atención a la vida cotidiana. Podrás analizar por separado tus posturas y tus movimientos habituales y corregir tus malos hábitos.
Si durante la realización de los ejercicios empleas tu imaginación para visualizar los movimientos que estás realizando, esta imagen se grabará en tu cerebro y será transmitida

Sugerencias respiratorias

Puedes emplear la respiración para potenciar el efecto de los ejercicios. La siguiente regla es muy útil, especialmente al principio:
Inspira (a ser posible por la nariz) durante la fase de descanso, al finalizar el ejercicio o al prepararte para uno nuevo (alarga la columna manteniendo las caderas y la cabeza en la posición neutral), espira (por la boca) mientras efectúas el movimiento.

al aparato locomotor mediante el sistema nervioso. Las articulaciones y los músculos se orientarán según esta imagen del subconsciente y efectuarán los movimientos con más precisión. Para lograr los mejores efectos es mucho más útil trabajar con imágenes en vez de emplear exclusivamente la fuerza muscular.

Respiración

Existen diversas técnicas respiratorias que producen diferentes efectos en el organismo. Por ejemplo, la respiración abdominal profunda es muy apropiada para la relajación, pero no es recomendable emplearla en el método Pilates.

Con estos ejercicios se pretende mantener el tronco estable, y la respiración abdominal no es compatible con mantener la tensión de los músculos abdominales. Al respirar profundamente durante los ejercicios se consigue un buen enriquecimiento de la sangre con oxígeno y que éste llegue hasta todos los órganos y células de nuestro organismo. En el método Pilates se recomienda emplear la respiración torácica lateral. Para ello se dilata la parte

Cómo activar las powerhouse con imágenes sencillas:

Imagínate que, estando de pie, te pones unos pantalones vaqueros ajustados hasta más arriba de las caderas. Abróchate el botón a la vez que encoges el ombligo hacia dentro, pero sin inclinar la pelvis ni estirarte. Así haces trabajar la musculatura abdominal oblicua y transversal. Ahora todavía te falta cerrar la cremallera: Hazlo a la vez que desplazas el ombligo no solamente hacia dentro sino también hacia arriba. De esta forma haces trabajar la musculatura pelviana.

También puedes imaginarte que haces que la pelvis se deslice hacia arriba como un ascensor. Cierra ahora la cremallera como si te estuvieses poniendo un traje de buceo o de surf muy ceñido. El traje comprime tu cuerpo y te cierra las costillas inferiores, es decir, las costillas inferiores de la caja torácica se aproximan entre sí. El esternón permanece elevado, pero blando. Deja que el sol ensanche y caliente tu corazón. El sol también te calienta los hombros y éstos empiezan a derretirse como si fuesen de mantequilla. Todas las tensiones bajan fluidamente por tu espalda como miel caliente haciendo que los extremos inferiores de los omoplatos se acerquen al iliaco.

inferior de la caja torácica hacia un lado y hacia atrás, y simultáneamente se estiran los músculos intercostales. Esto proporciona un aumento de la flexibilidad y la movilidad del tronco.

Así es como se debe respirar: coloca tus manos lateralmente sobre las costillas inferiores, percibe la respiración en tus manos y cuida de que tus palmas solamente se desplacen hacia los lados y hacia atrás.

Pero la inspiración no es lo único importante, sino que también lo es espirar a fondo para poder expulsar todo el dióxido de carbono así como otros productos residuales procedentes del metabolismo celular y muscular. Cuanto más libre sea tu respiración, mejor podrá liberarse tu organismo de todos los desechos originados en los procesos metabólicos. Por este motivo, si un ejercicio resulta difícil no hay que aguantar nunca la respiración.

Desde el punto de vista médico

La forma del cuerpo se altera principalmente en función del uso que hagamos de él. La función estabilizadora de la columna vertebral puede llegar a verse afectada por los hábitos motores, las alteraciones degenerativas y las lesiones. Dado que actualmente pasamos la mayor parte del día sentados, no es de extrañar que aparezcan dolores de cuello y de espalda, tensiones en la nuca y en los hombros, y rigidez de las articulaciones; tampoco es raro que el aparato locomotor tenga una irrigación deficiente, que los dolores de cabeza y la falta de concentración sean cada vez más frecuentes, y que se produzca un estado de inquietud interna y otros muchos síntomas. A veces pueden pasar años antes de que se manifiesten los primeros síntomas, y precisamente por esto es importante empezar a tiempo con un programa de ejercicios que nos ayuden a conservarnos bien de salud.

La inestabilidad de las vértebras lumbares suele ser la causa de muchos dolores de espalda. Muchas clínicas de los Estados Unidos emplean el método Pilates en las terapias de rehabilitación porque incide principalmente en los músculos más internos y próximos a los huesos, que son los encargados de mantener la estabilidad.

Músculos importantes

Es indistinto que se trate de lograr una postura erguida y distendida, de relajar la musculatura de la nuca y los hombros, de mejorar la figura, dc fortalecer el abdomen o de aliviar los dolores de espalda. En todos estos casos están involucrados cuatro grupos de músculos.

▲ **Músculo abdominal transverso** (en latín: *musculus transversus abdominis*).

Es el más profundo de los cuatro músculos abdominales. Discurre transversalmente sobre el vientre y se prolonga hacia atrás hasta la columna vertebral y es, por decirlo así, nuestro corsé natural encargado de proteger los órganos internos de la cavidad abdominal. Participa activamente en la respiración, ejerce una acción estabilizadora de la columna vertebral a nivel lumbar y evita los desplazamientos de las vértebras. Para notar el músculo abdominal transverso basta que te pongas las manos en la cintura y tosas, rías o estornudes.

▲ **Músculos abdominales oblicuos** (en latín: *musculus obliquus externus et internus*).

Los músculos abdominales oblicuos intervienen en todos los movimientos del tronco, especialmente en las inclinaciones laterales y en los movimientos de rotación. Cuando se contraen los abdominales oblicuos de ambos lados favorecen que el tronco se arquee hacia delante o, si la columna permanece fija, hacen que descienda la caja torácica durante la espiración.

▲ **Músculo dorsal profundo** (en latín: *musculus multifidus)*.

Este músculo se encuentra bajo el gran dorsal que discurre a ambos lados de la columna vertebral. Interviene en la erección, inclinación lateral y rotación de la columna vertebral. Además, desempeña una importante función de soporte y protección. Junto con el abdominal transverso, es el responsable de la estabilidad a nivel lumbar y pelviano.

▲ **Musculatura de la base de la pelvis.**

La base de la pelvis constituye el extremo inferior de la musculatura del tronco. Está formada por músculos, tendones y tejido conjuntivo que se unen a los huesos de la pelvis. Consta de un entramado de tres placas musculares que protegen y soportan a los órganos de la cavidad abdominal (útero, vejiga, intestino, etc.). La base de la pelvis de la mujer es menos robusta que la del hombre, pues tiene una mayor superficie para permitir el desplazamiento del feto durante el parto y está interrumpida en tres puntos. Una base pelviana fuerte es de gran importancia para nuestro físico y para nuestro bienestar, para que pueda ejercer sus funciones de soporte y protección, así como que pueda ceder y abrirse cuando llegue el momento.

Éstos son algunos de los motivos que provocan debilidad y defectos funcionales en la musculatura pelviana:

- Sobrepeso.
- No ejercitarla con frecuencia.
- Debilidad general del tejido conjuntivo.
- Esfuerzos extremos y continuados, como levantar y cargar objetos muy pesados.
- Alteraciones hormonales.
- Lesiones ocasionadas por uno o más partos.

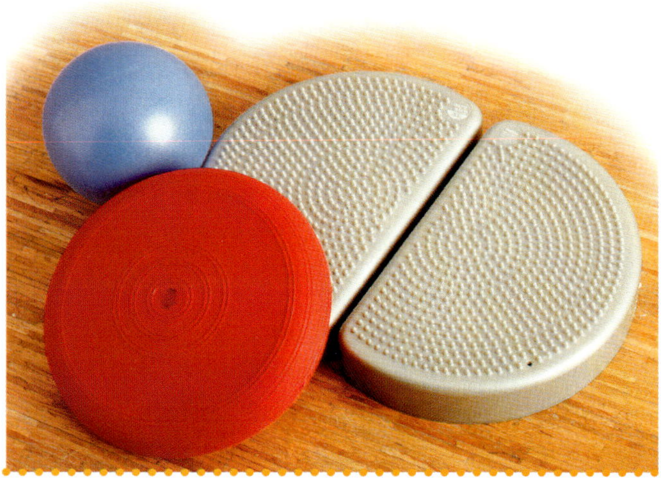

¿Qué ventajas nos aporta un cojín hinchable blando?

A lo largo del día, la columna vertebral efectúa un gran número de movimientos complejos y multiaxiales que exigen un elevado grado de coordinación y sincronización de los músculos. Esto es lo que se pretende desarrollar con los ejercicios y posiciones en los que los músculos han de intervenir de forma activa para evitar las desviaciones. Esta estabilización activa y consciente contra los elementos o molestias externas (ejercicios de todo el cuerpo, ejercicios de equilibrio combinados) estimula la coordinación muscular. A medida que se vayan ejercitando estos complejos movimientos, aumentará la facilidad con que podremos llevarlos a cabo. Al

ejercitarse sobre una base blanda se hace necesaria una mayor actividad muscular para poder mantener el cuerpo en equilibrio.
Si deseas efectuar todas las variantes de los ejercicios y quieres afrontar un nuevo desafío, puedes emplear los accesorios que aparecen en la fotografía (Aerostep XL, Pelota cojín, Rendondo-Ball).

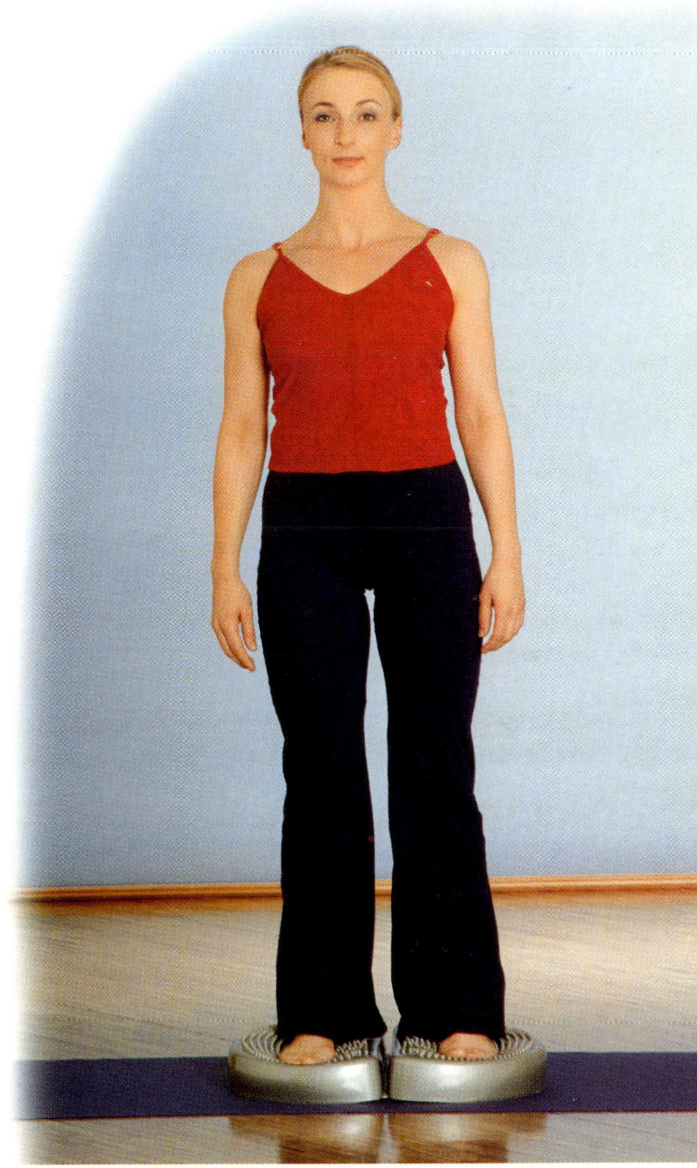

Antes de empezar

El método Pilates considera al cuerpo como un sistema unitario en el que cada una de sus partes ha de interactuar perfectamente con las demás. Por este motivo, no se establece ninguna división por grupos de músculos. En cada ejercicio interviene una gran cantidad de ellos.
Si alguna vez no dispones de tiempo para efectuar toda la tabla de ejercicios,

o simplemente no te apetece hacerlos, puedes repartir los ejercicios a lo largo de varios días y realizar solamente unos pocos.

Los primeros cuatro ejercicios sirven para preparar tanto al cuerpo como a la mente y siempre hay que realizarlos antes de empezar una serie de ejercicios Pilates.

Entre los ejercicios individuales recomiendo adoptar una posición de relajación como la que se muestra en la página 32.

Antes de empezar con los ejercicios tienes que airear la habitación, desconectar el teléfono y disponer a mano los elementos necesarios (toalla, colchoneta, cojín o pelota). Lo mejor es que te ejercites descalza/o o con calcetines y que te pongas una ropa cómoda y que no te apriete.

Presta atención a las manifestaciones de tu cuerpo y respétalas. Deben haber transcurrido unas dos horas desde la última comida. No practiques estos ejercicios si has bebido alcohol, si te encuentras mal, si tienes dolencias agudas en el aparato locomotor (problemas discales o lumbares), o si has sido operada/o recientemente. Dado que este libro no ha sido concebido como un manual de gimnasia preparto, si estás embarazada será necesario que empieces por consultar a tu ginecóloga/o.

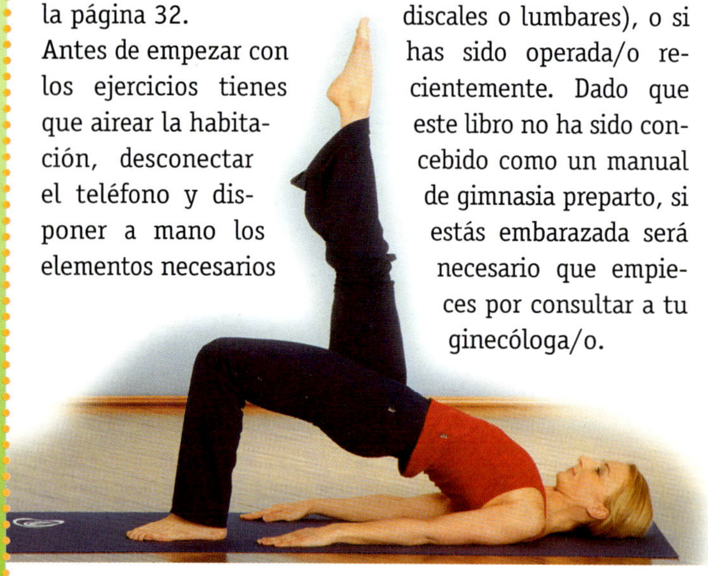

Sugerencia

Antes de empezar los ejercicios controla tu posición de partida.

- **¿Tienes la pelvis en una posición neutral?**
- **¿Mantienes la espalda estirada sin perder su curvatura natural (doble S)?**
- **¿Están los hombros bajos y estables?**
- **¿Tienes la cabeza en posición neutral?**
- **¿Está distendida la nuca?**

(Si tienes la espalda un poco curvada puedes colocarte un cojín bajo la cabeza para evitar tensiones.)

- **¿Tienes el tórax abierto y distendido?**

Ejercicios

La fisioterapia moderna también se basa en los principios expuestos por Joseph Pilates a principios del siglo XX. Actualmente, al seleccionar los ejercicios no se pretende mejorar la potencia o la flexibilidad de determinados músculos, como sigue haciéndose con demasiada frecuencia en el fitness clásico, sino lograr una interacción óptima de todos los grupos de músculos.

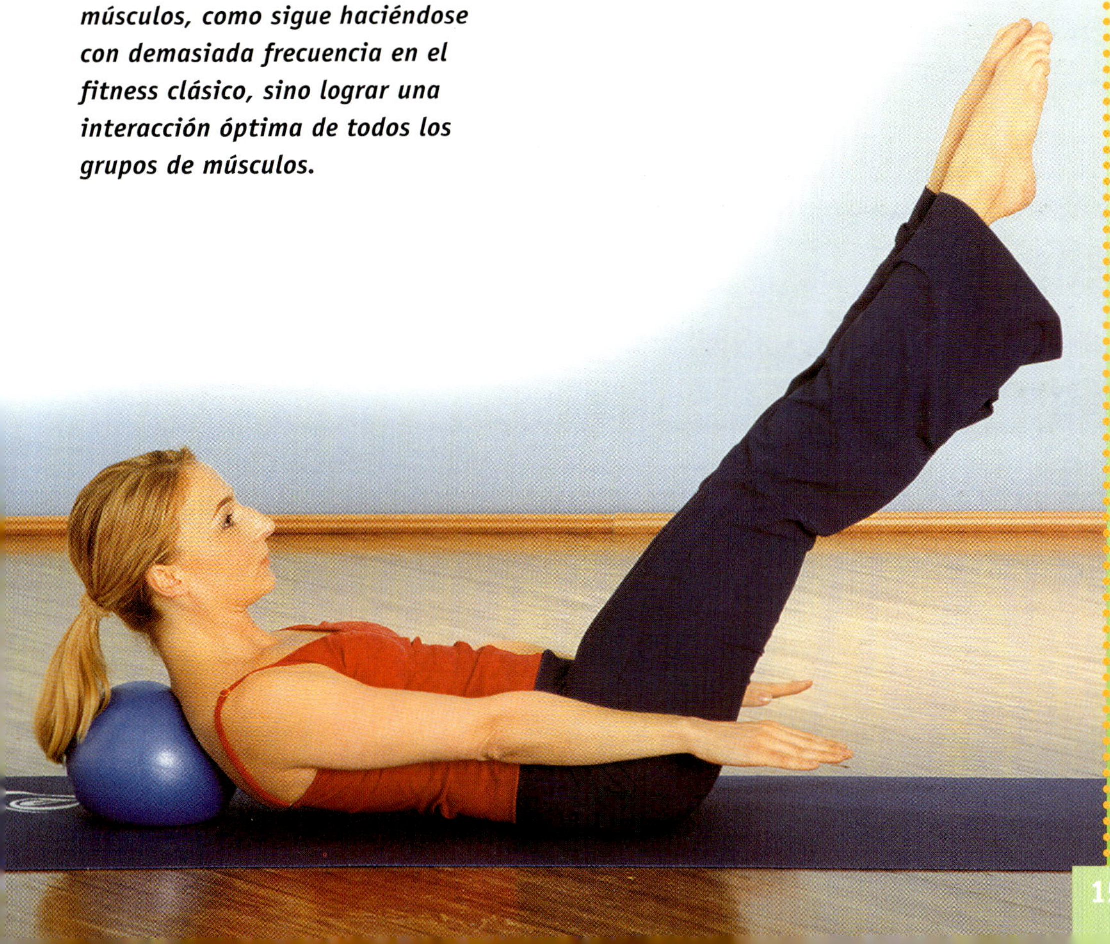

Ejercicios de preparación

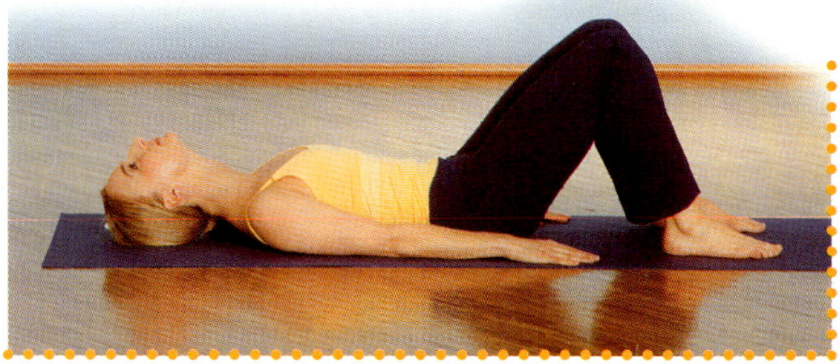

Cabeceo

Posición de partida:

▲ Acuéstate sobre la espalda, flexiona las piernas y apoya las plantas de los pies planas sobre el suelo a una distancia que te resulte cómoda.

▲ Estira los brazos paralelos al cuerpo.

Movimientos:

▲ Inspira profundamente y nota la respiración en los flancos y en la espalda (respiración torácica lateral), estira la columna e inclina la cabeza hacia atrás, alza la barbilla hacia el techo y orienta la vista en diagonal hacia atrás.

▲ Espira a la vez que haces descender la barbilla hacia el tórax, estirando la nuca todo lo que puedas sin levantar la cabeza del suelo. Los hombros, la espalda y la pelvis deben mantenerse relajados.

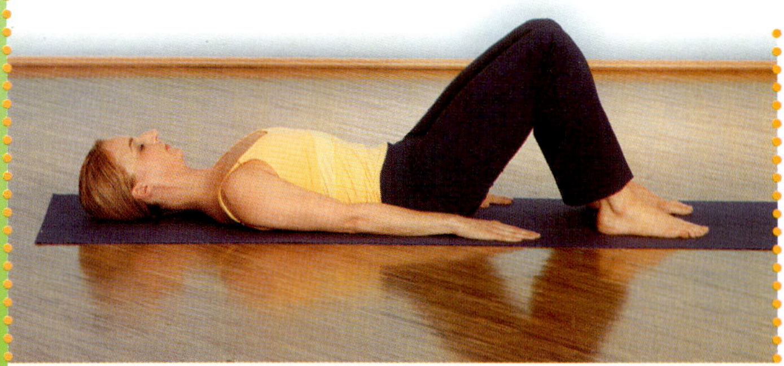

▲ Repite el ejercicio cinco veces respirando de forma lenta y profunda y finaliza encontrando una posición neutra y relajada.

Objetivo:

Se trata de hallar y percibir la posición ideal de la nuca, llamada también «posición neutral». Con ello podrás obtener un equilibrio entre la estabilidad de la región cervical y el alargamiento de la región nucal.

Apoyo:

Si empleas una pelota te será más fácil efectuar el movimiento deslizante de la cabeza.

Rotación de nuca

Posición de partida:

▲ Acuéstate sobre la espalda, dobla las piernas y apoya las plantas de los pies planas sobre el suelo a una distancia que te resulte cómoda.

▲ Estira los brazos paralelos al cuerpo.

Movimientos:

▲ Concéntrate en la punta de la nariz y empieza a describir pequeños círculos en el aire que irás aumentando de amplitud hasta alcanzar el máximo radio de movimiento que te resulte cómodo.

▲ Acto seguido, vuelve a disminuir progresivamente el tamaño de los círculos hasta alcanzar el punto de partida. La cabeza, la nuca y los hombros han de permanecer relajados y la respiración debe ser regular y tranquila. Repite el ejercicio de tres a cinco veces tanto en el sentido de las agujas del reloj como en el sentido contrario.

Objetivo:

▲ Elimina las tensiones de los hombros y la nuca, y encuentra la «posición neutra» de la cabeza.

Apoyo:

▲ Si empleas una pelota te será más fácil efectuar los movimientos de rotación de la cabeza.

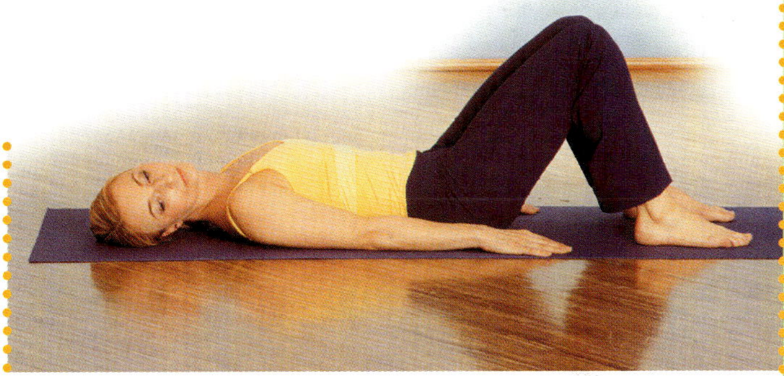

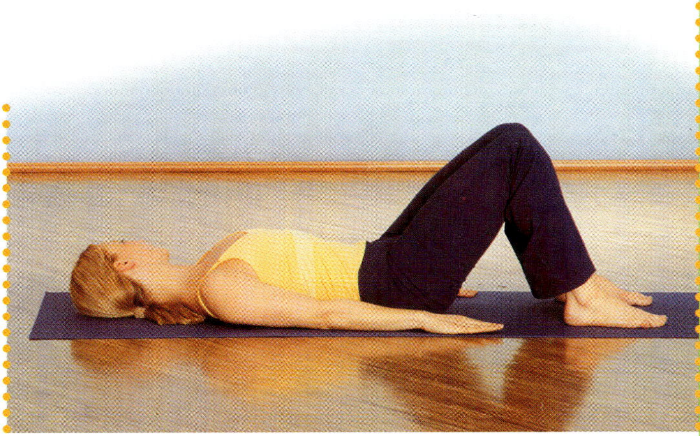

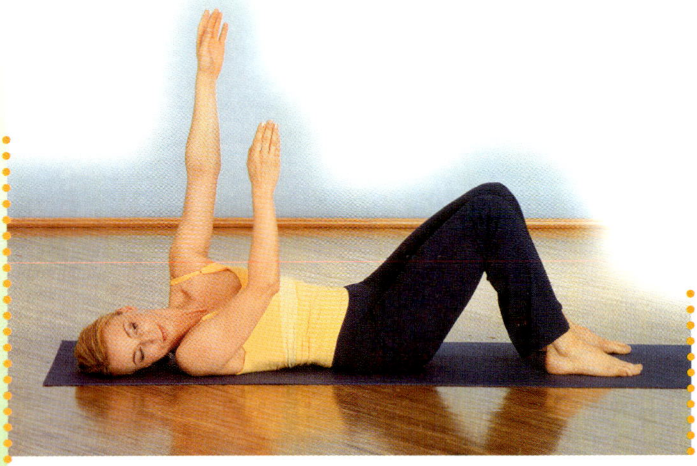

que provoca la elevación de los brazos se propague hasta los hombros y la nuca.

▲ Respira regular y profundamente mientras estiras los brazos hacia arriba y disfruta del agradable estiramiento que se produce entre los omoplatos.

▲ Repite el ejercicio cinco veces en cada lado.

Ejercicio de hombros

Posición de partida

▲ Túmbate sobre la espalda, dobla las piernas y apoya las plantas de los pies sobre el suelo a una distancia que te resulte cómoda.

▲ Alza ambos brazos estirándolos verticalmente por encima de los hombros en dirección hacia el techo y con las palmas de las manos orientadas una hacia la otra.

Movimientos:

▲ Estira el brazo izquierdo en diagonal hacia el techo hasta que el omoplato izquierdo se levante del suelo y la cabeza ruede libremente de lado.

▲ Cambia de lado. Realiza el movimiento sin levantar los hombros de forma activa –deja que el movimiento

Objetivo:

▲ Ablanda, desentumece y estira suavemente los hombros y la región superior de la espalda.

Apoyo:

▲ Colocando una pelota medio hinchada entre los omoplatos estimulará el estiramiento y la dilatación de la caja torácica.

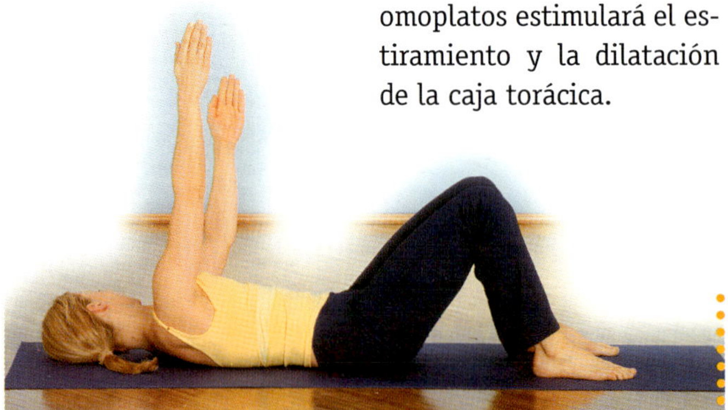

Basculación de pelvis

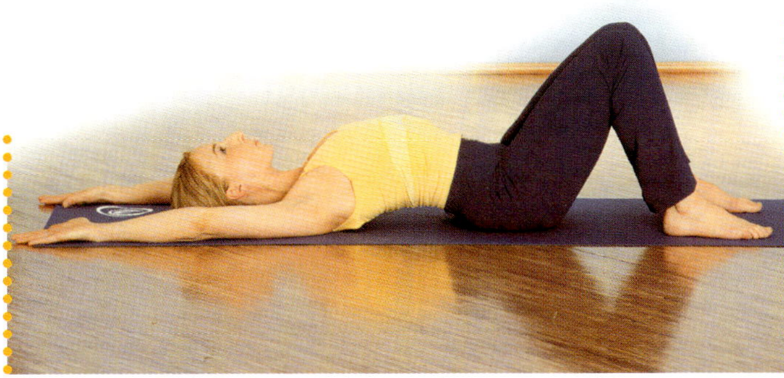

Posición de partida:

▲ Acuéstate sobre la espalda, dobla las piernas y apoya las plantas de los pies sobre el suelo a una distancia que te resulte cómoda.

▲ Estira los brazos junto al cuerpo o sobre la cabeza.

Movimientos:

▲ Bascula la pelvis alternativamente de delante hacia atrás.

▲ Al espirar deja que el ombligo descienda en dirección hacia el suelo y alza simultáneamente el coxis hacia arriba.

▲ Al inspirar vuelve a hacer descender el coxis y arquea el cuerpo alzando la región lumbar.

▲ Repite el ejercicio cinco veces y regresa a la posición neutra.

Objetivo:

▲ Halla y percibe la posición ideal de la pelvis y de la región lumbar, llamada también «posición neutra». En la posición neutra los huesos iliacos y el pubis se encuentran en un mismo plano y los músculos de las piernas permanecen en estado de relajación. La caja torácica está laxa y las costillas inferiores están cerradas, es decir, se aproximan entre sí y se acercan a la pelvis.

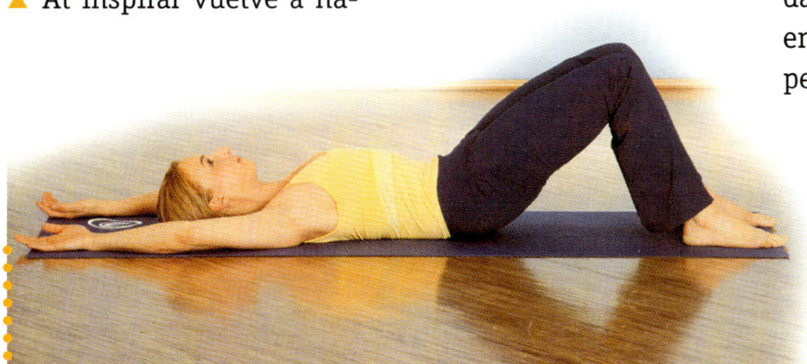

Apoyo:

▲ Si colocas una pelota bajo el sacro estimularás el movimiento basculante de la pelvis.

Ejercicios principales

Como ya indicamos anteriormente, tu concentración, precisión y predisposición son elementos fundamentales para la realización de estos ejercicios. Antes de comenzar un ejercicio adopta la posición inicial y realiza el ejercicio mentalmente visualizando en tu interior todos los movimientos que vas a realizar. La experiencia me ha enseñado que una imagen suele ser mucho más útil y efectiva que unas explicaciones largas y aburridas o que una explicación médica.

También es muy importante que ya estés familiarizada/o con los principios básicos. Son importantes y decisivos para la efectividad de los ejercicios.

Si al cabo de algunas semanas ya dominas la mayoría de los ejercicios y sus variaciones más sencillas, puedes intentar avanzar algo más. Pasa a las variaciones más difíciles para someter tu coordinación, tu fuerza de estabilización y tu consciencia corporal a una nueva prueba.

Si te apetece progresar aún más en el método Pilates y realizar ejercicios más avanzados te recomiendo que te dirijas a una monitora especializada para que te prepare un programa de entrenamiento individualizado.

Así también aprenderás los ejercicios de Pilates utilizando los aparatos más adecuados.

Cien

Posición de partida:

▲ Acuéstate sobre la espalda, dobla las piernas y apoya las plantas de los pies sobre el suelo a una distancia que te resulte cómoda.

▲ Estira los brazos paralelamente junto al cuerpo y con las palmas de las manos hacia abajo.

Movimientos:

▲ Inspirar, espirar, desplazar la barbilla hacia el pecho, estirar la nuca, dejar que el esternón descienda hacia el suelo, cerrar las costillas inferiores, hacer que desciendan los omoplatos a lo largo de la columna y que se aproximen a la parte superior trasera de la pelvis. Activa la parte central de tu cuerpo, la llamada Powerhouse (¡piensa en los tejanos ceñidos!)

▲ Inspira, y al efectuar la siguiente espiración haz descender la cabeza y los hombros. A la vez, estira la nuca (dirige la mirada hacia las rodillas) y deja que el borde inferior de los omoplatos se apoye en el suelo. Simultáneamente, alza los brazos estirados a una altura de 10-15 cm del suelo. Al inspirar mantén el powerhouse.

▲ Al espirar, levanta las piernas, extiéndelas en dirección hacia el techo y hazlas descender mientras las mantienes extendidas -pero solamente mientras seas capaz de controlar completamente el movimiento-. Los pies han de permanecer distendidos y las rodillas juntas.

▲ Empieza a mover los brazos estirados rítmica y rápidamente hacia arriba y hacia abajo de la articulación del hombro. Al efectuar estos movimientos de bombeo, los brazos se desplazan siempre ligeramente hacia el borde inferior de la colchoneta. Durante cinco bombeos inspira a impulsos por la nariz, y en los cinco siguientes espira a impulsos por la boca. La respiración sigue así un ritmo de percusión.

▲ Concentra su atención en el vientre y en la parte inferior de la espalda y al espirar activa el powerhouse. En total hay que efectuar 100 movimientos de bombeo coordinados con la respiración. Empieza por 30 y ves aumentando la cantidad progresivamente.

Información

Éste es uno de los ejercicios clásicos del método Pilates. Como su nombre indica, con el tiempo hay que conseguir efectuar 100 inspiraciones. También en este caso: progresa lentamente hasta 100, es mejor hacerlo menos veces pero con mayor concentración y de forma más precisa.

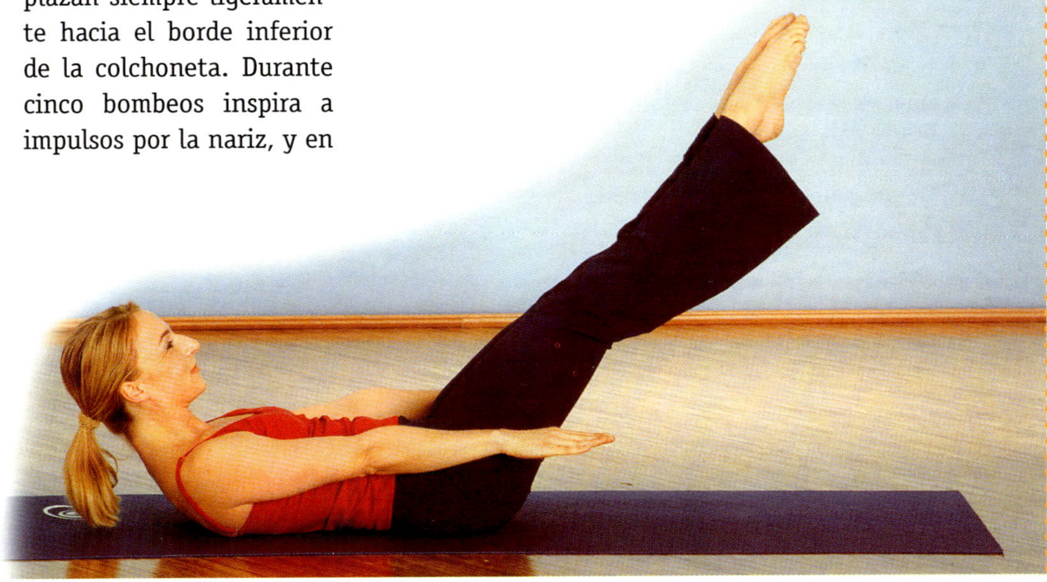

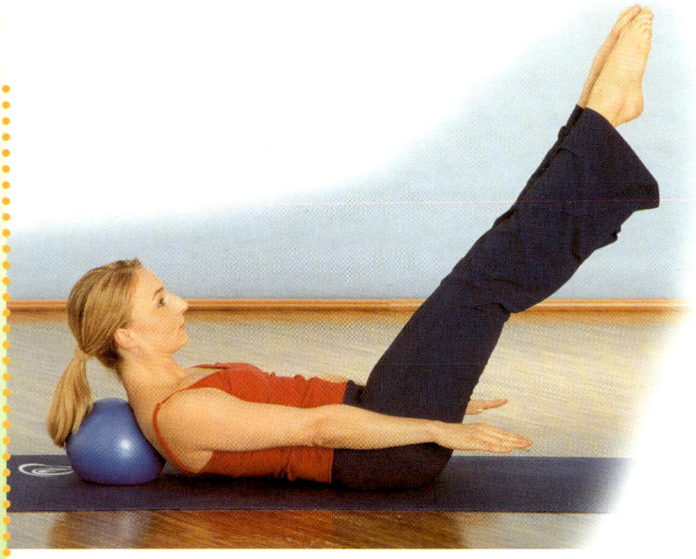

▲ Si notas demasiada tensión en la nuca y en el cuello puedes colocarte un cojín o una pelota medio hinchada bajo la cabeza o bajo los omoplatos.

Modificación del grado de dificultad:

▲ El grado de dificultad depende principalmente de la posición de las piernas. El ejercicio es más fácil de realizar si las piernas en vez de estar extendidas están flexionadas en un ángulo de 90° respecto al tronco y se mantienen las rodillas a la altura de las caderas.

▲ Cuanto más hagas descender las piernas extendidas hacia el suelo, mayor será la dificultad del ejercicio.

▲ Cuando ya domines ambas variaciones puedes aumentar aún más el grado de dificultad del ejercicio: mantén los pies curvados (flexionados), tensa los glúteos y los músculos de la cara interna de los muslos y gira las piernas manteniéndolas extendidas.

▲ Intenta también esta variación: al inspirar gira los brazos de forma que las palmas de las manos queden orientadas hacia arriba. Al espirar, gíralos en el sentido opuesto hasta que las palmas miren hacia abajo.

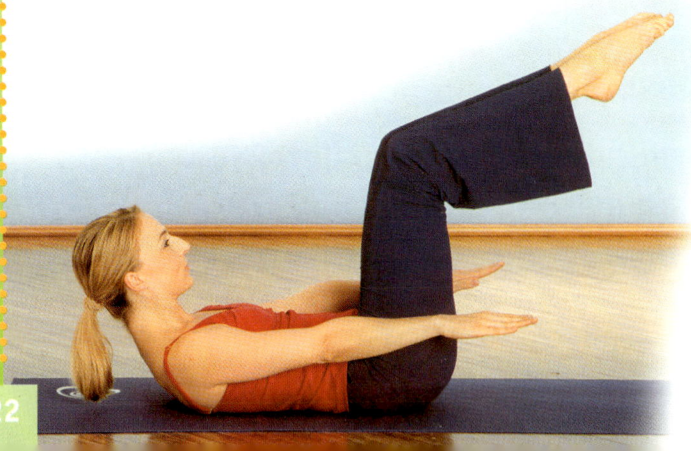

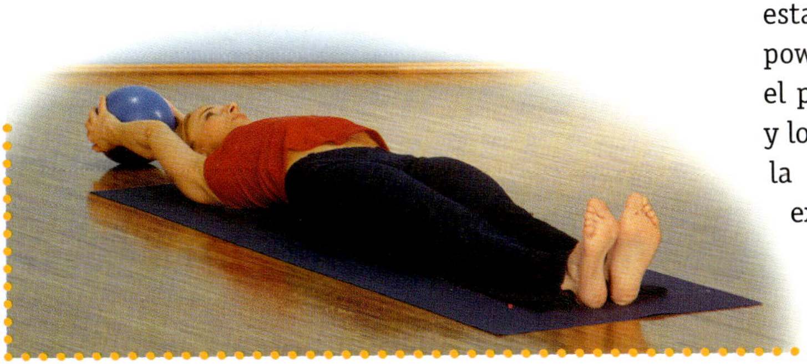

Incorporarse

Posición de partida:

▲ Acuéstate sobre la espalda, mantén las piernas estiradas, la pelvis, la espalda, la nuca y la cabeza están en posición neutra.

▲ Aguanta la pelota con ambas manos y levanta los brazos sobre los hombros hasta apuntar hacia el techo.

▲ Inspira, al espirar desplaza la barbilla en dirección al pecho a la vez que estiras la nuca. Deja descender el esternón a la vez que tiras de los hombros para que desciendan profundamente hacia atrás.

▲ Activa tu powerhouse y lleva la pelota detrás de la cabeza con los brazos estirados.

Movimientos:

▲ Emplea la respiración torácica lateral: inspira en esta posición y mantén tu powerhouse. Espira, tensa el powerhouse, los glúteos y los muslos, alza de nuevo la pelota con los brazos extendidos hasta que pases del pecho.

▲ Levanta ahora la cabeza e incorpora tu tronco vértebra a vértebra. La cabeza deberás mantenerla siempre entre los brazos estirados. Al incorporarte imagínate que tienes las piernas sujetas a la colchoneta. Para que te sea más fácil incorporarte, hazlo siguiendo esta secuencia: cabeza en dirección al pecho, pecho sobre las costillas, costillas sobre el vientre, vientre sobre las caderas, caderas sobre las piernas.

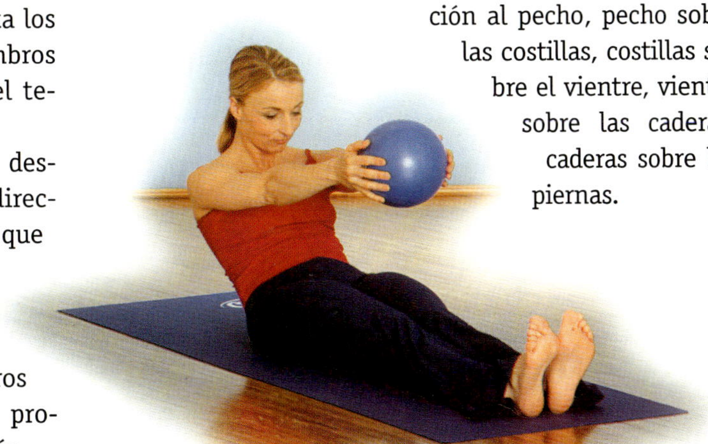

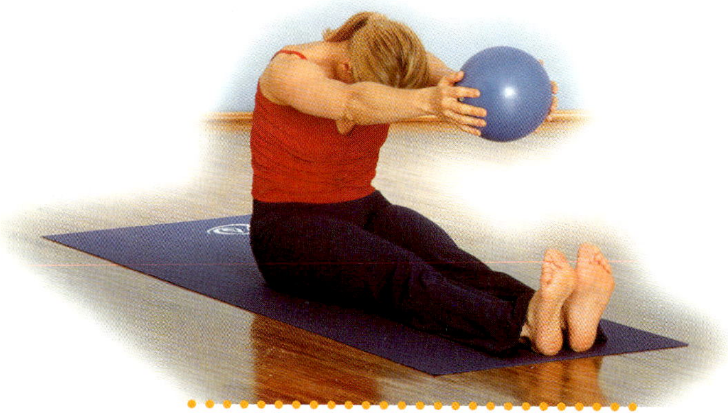

▲ Extiende la pelota en dirección a los pies y mantén la cabeza entre los brazos mientras mantienes activado tu powerhouse y arquea la espalda. Inspira en esta posición.

▲ Espira, tensa los glúteos, contrae el ombligo y distiende la espalda vértebra a vértebra hasta que te encuentres de nuevo en la posición de partida.

▲ Este movimiento debería ser uniforme y fluido, con la nuca y los hombros relajados.

▲ Repite el ejercicio cinco veces.

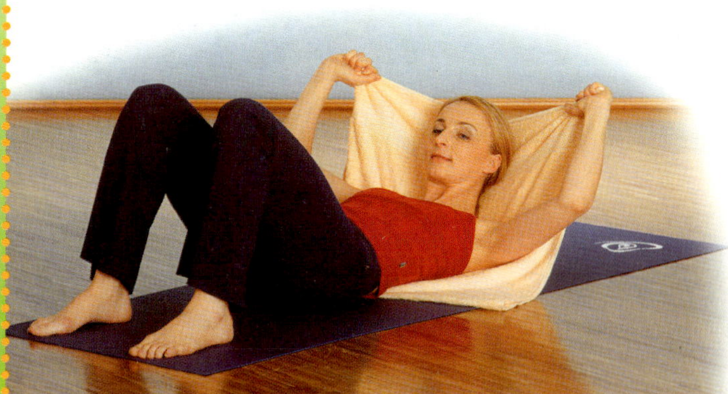

Modificación del grado de dificultad:

▲ El ejercicio es más fácil si cambias la posición de las piernas y los brazos.

▲ Al acostarte de espaldas házlo sobre una toalla y de forma que ésta sobresalga unos 20 cm por encima de tu cabeza. Flexiona ambas piernas y apoya las plantas de los pies sobre el suelo. Aguanta con cada mano uno de los extremos superiores de la toalla por encima de la cabeza de forma que se puedan relajar la cabeza, la nuca y los hombros. La ejecución de este ejercicio es ligeramente distinta de la forma básica: alza el cuerpo hasta que solamente notes el contacto del suelo en la parte inferior de los omoplatos. Cuida de que la pelvis se mantenga en la posición neutra (huesos iliacos y pubis en un mismo plano).

▲ Puedes prescindir de la toalla, entrelazar las manos detrás de la cabeza.

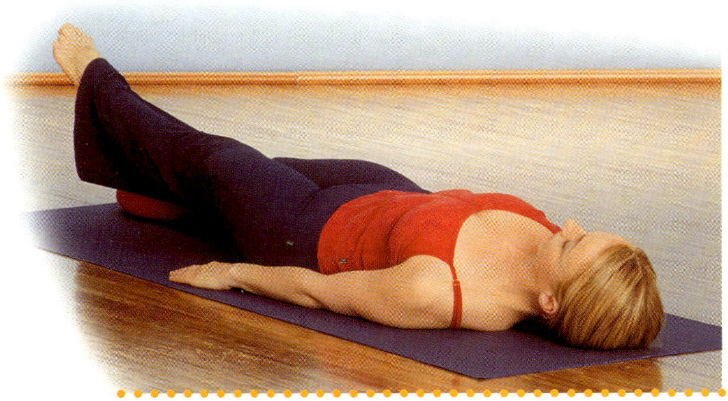

Círculos con las piernas

Posición de partida:

▲ Acuéstate de espaldas con los brazos extendidos a los lados del cuerpo. Las palmas de las manos estarán orientadas hacia el suelo y las puntas de los dedos se estiran en dirección a los pies.

▲ Deja descender la barbilla hacia el esternón y contrae el ombligo hacia dentro y hacia arriba.

▲ Estira una pierna y apoya el tobillo sobre una pelota medio hinchada. Estira la otra pierna en ángulo recto hacia arriba.

Movimientos:

▲ Manteniendo esta posición, estabiliza el centro de tu cuerpo (powerhouse) y describe círculos en el aire con la pierna moviéndola desde la articulación de la cadera.

▲ Mientras realizas este ejercicio, la pelvis debe permanecer estable. Efectúa los movimientos lentamente y con precisión, de forma que puedas mantener el control de tu centro en todo momento.

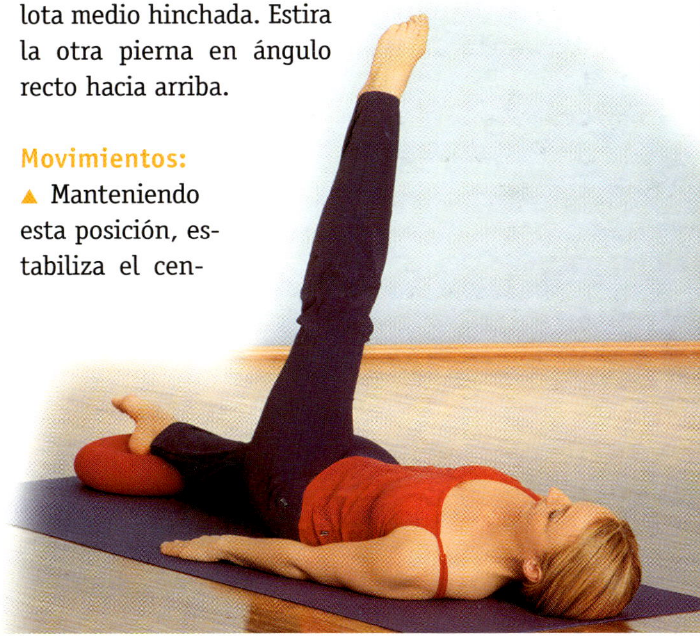

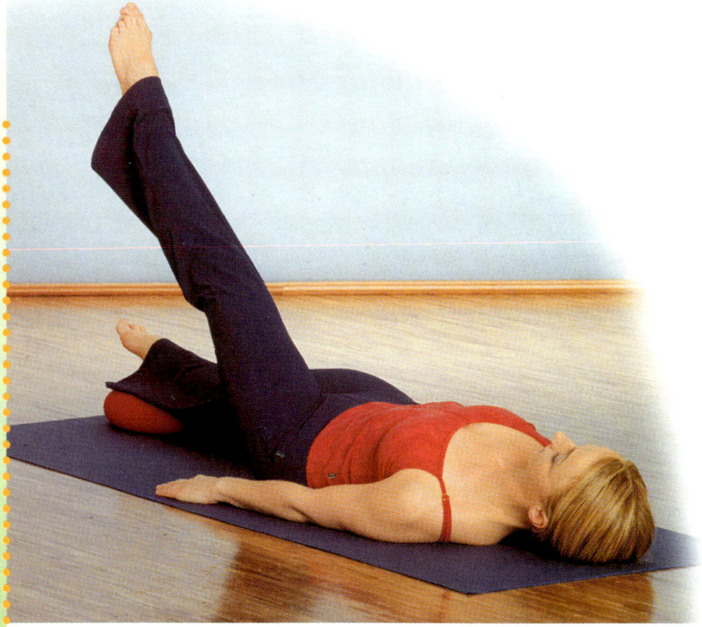

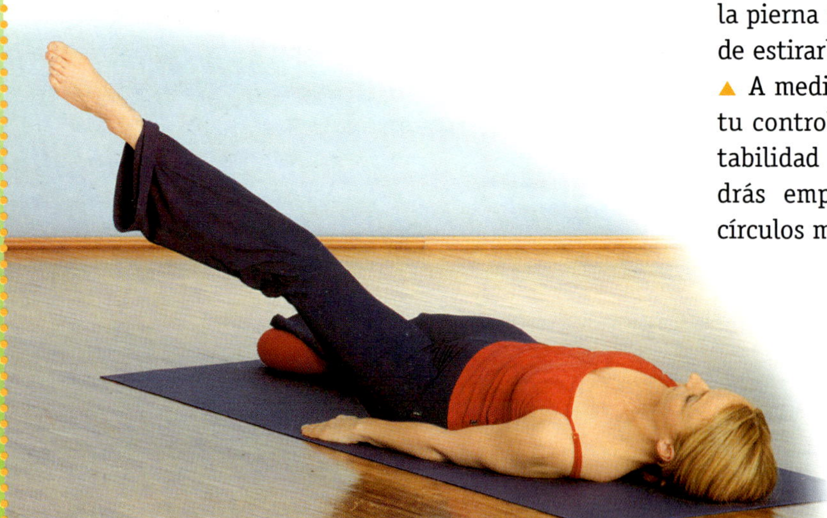

▲ Mientras efectúas el ejercicio inspira y espira regular y profundamente. Empieza describiendo cinco círculos en el sentido de las agujas del reloj y realiza a continuación otros cinco en sentido opuesto.

▲ Relaja brevemente la musculatura y cambia de pierna.

Modificación del grado de dificultad:

▲ Te será más fácil realizar este ejercicio si prescindes de la pelota o si mantienes la pierna flexionada en vez de estirarla.

▲ A medida que aumentes tu control y mejores la estabilidad de tu pelvis podrás empezar a describir círculos más amplios.

Rotación de cadera

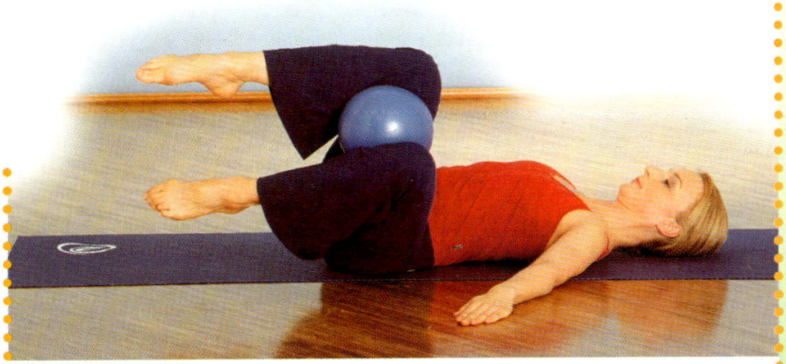

Posición de partida:

▲ Acuéstate de espaldas sobre el suelo, flexiona las piernas y levántalas de modo que queden paralelas al suelo y formen un ángulo recto con los muslos.

▲ Sujeta una pelota con las rodillas y extiende los brazos en diagonal a los lados del cuerpo con las palmas de las manos hacia abajo.

Movimientos:

▲ Inspira, y al espirar empuja con la barbilla en dirección hacia el pecho de forma que se estire la nuca, deja descender el esternón, cierra las costillas inferiores, y baja los omoplatos en dirección a los glúteos.

▲ Inspira, haz que se alargue la columna a la vez que mantienes el powerhouse.

▲ Al espirar, haz descender las piernas hacia la derecha, pero solamente mientras los hombros puedan seguir en contacto con el suelo.

▲ Inspira y mantén la posición.

▲ Espira y haz que el ombligo se desplace aún más hacia dentro y hacia arriba. Emplea la fuerza de la región central de tu cuerpo para hacer que las piernas vuelvan a la posición de partida.

▲ Repite el ejercicio cinco veces a cada lado. Respira en tus flancos entre las costillas (respiración torácica lateral) y activa tu power-

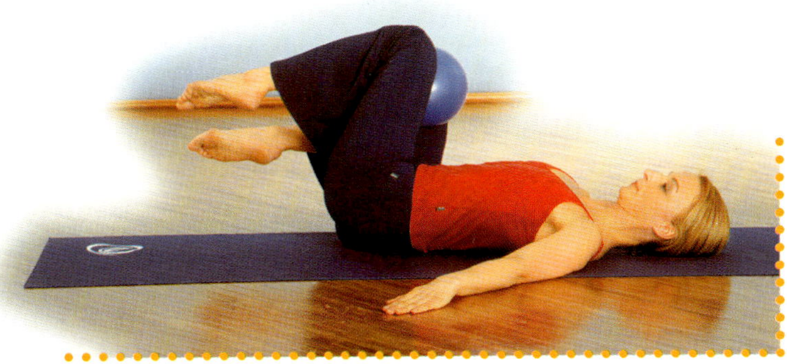

house a la vez que comprimes ligeramente la pelota.

▲ Asegúrate de que se estiren la nuca y la columna y de que los hombros permanezcan relajados y en contacto con el suelo durante todo el ejercicio.

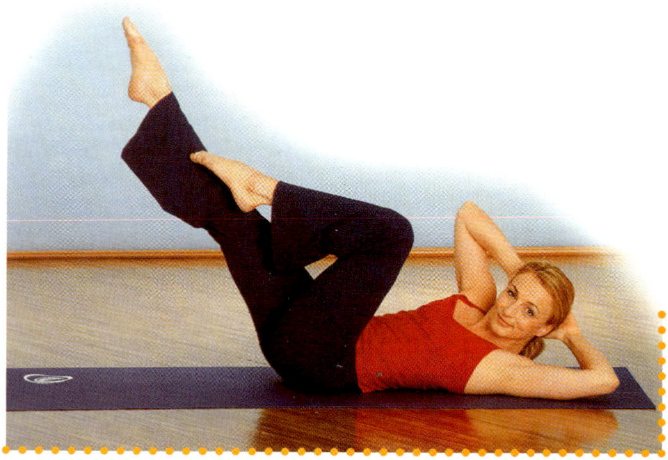

Cruzamientos

Posición de partida:

▲ Acuéstate de espaldas, flexiona las piernas y levántalas de forma que queden paralelas con respecto al suelo y formen un ángulo recto con los muslos.

▲ Entrelaza tus manos detrás de la cabeza.

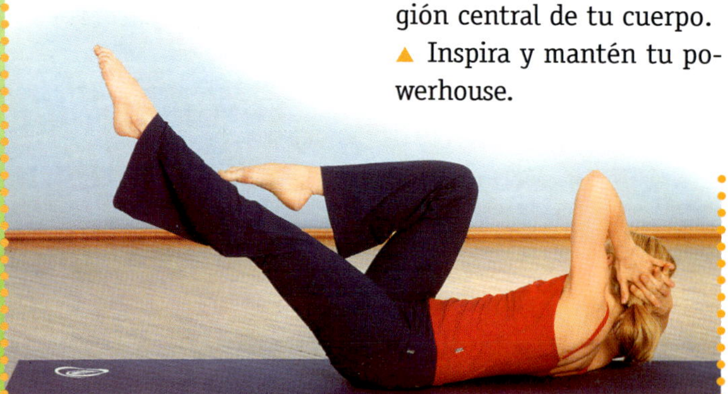

Movimientos:

▲ Inspira estirando a la vez la columna.

▲ Al espirar alza la cabeza y los hombros.

Al hacerlo, empuja con la barbilla hacia el pecho, estira la nuca y activa la región central de tu cuerpo.

▲ Inspira y mantén tu powerhouse.

▲ Al espirar, estira la pierna derecha y gira el tronco hasta que el codo derecho apunte hacia la rodilla izquierda o llegue a tocarla. Ten en cuenta que este movimiento no lo realizas solamente con la articulación de los hombros, sino que la rotación se produce por debajo de los omoplatos. Mantén la posición e inspira brevemente.

▲ Al realizar la siguiente espiración cambia de pierna: flexiona la derecha y estira la izquierda. El codo izquierdo toca la rodilla derecha.

▲ Realiza el ejercicio completo de cinco a diez veces y luego relájate.

El gato

Posición de partida:

▲ Ponte a gatas de forma que tus manos queden directamente bajo los hombros y las rodillas bajo las articulaciones de la cadera.

▲ Coloca bajo la rodilla izquierda la pelota medio hinchada o el Aerostep XL. La cabeza se mantiene como prolongación de la columna y la nuca permanece estirada. La separación entre las orejas y los hombros deberá ser la mayor posible, los omoplatos se acercan a la columna y descienden hacia la pelvis. Se cierran las costillas inferiores y se activa el Powerhouse.

Movimientos:

▲ Al espirar levanta lentamente la pierna derecha y extiéndelas hacia atrás paralela al suelo.

▲ Estabiliza la región central de tu cuerpo en esta posición e inspira.

▲ En la siguiente espiración, levanta el brazo izquierdo y extiéndelo horizontalmente hacia delante.

▲ Regresa lentamente a la posición inicial manteniendo el equilibrio. Sigue respirando con regularidad.

▲ Cambia de lado.

Modificación del grado de dificultad:

▲ Así es aún más difícil: Al espirar junta el codo izquierdo y la rodilla derecha. Mantén la posición e inspira. Espira y vuelve a estirar el brazo y la pierna. En esta variante también hay que encontrar el punto de equilibrio y controlar el movimiento. Efectúa el ejercicio

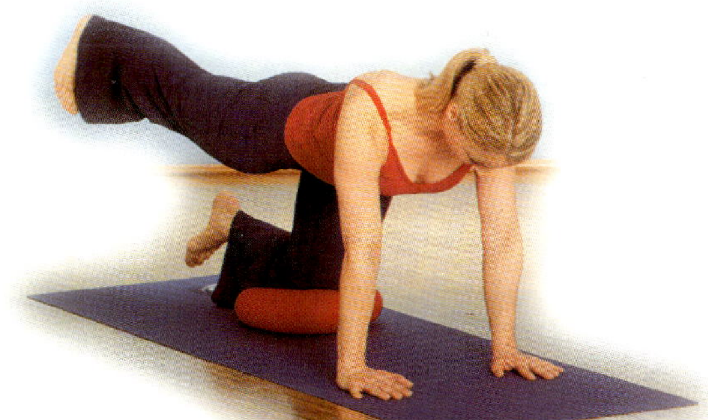

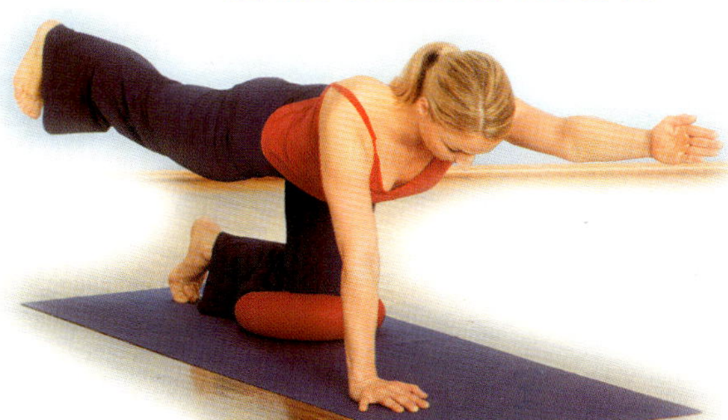

de tres a cinco veces y cambia de lado.

▲ El ejercicio es más fácil de realizar si se prescinde de la pelota.

Puente de hombros

Posición de partida:

▲ Acuéstate de espaldas con las piernas arqueadas y los pies separados unos 10-15 cm.

▲ La nuca se estira y los hombros se desplazan en dirección a los glúteos. Los brazos permanecen estirados a los lados del cuerpo y con las palmas de las manos hacia abajo.

▲ Al espirar levanta el tórax hasta formar un plano inclinado. Estabilízate en esta posición (powerhouse activo).

Movimientos:

▲ Inspira y estira una pierna hacia arriba lo máximo que puedas sin mover la pelvis. Al espirar, flexiona el pie y baja la pierna. Cambia la posición del pie (distiéndelo) y al inspirar vuelve a levantar la pierna.

▲ Efectúa de tres a cinco repeticiones con la misma pierna y luego cambia.

▲ Cuida que la pelvis permanezca alzada e inmóvil. Haz descender la pierna solamente mientras puedas mantener el control del abdomen y los glúteos

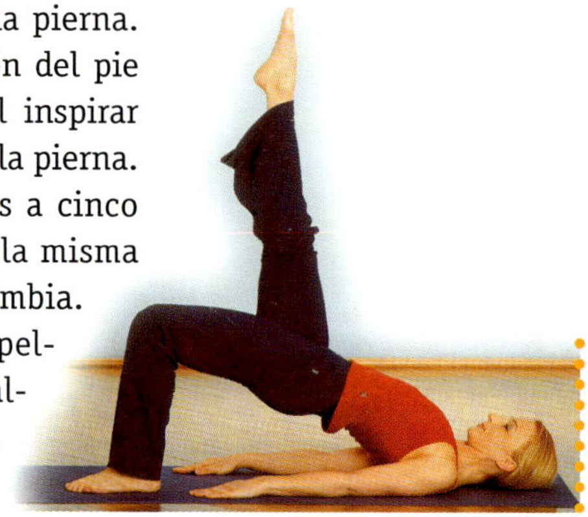

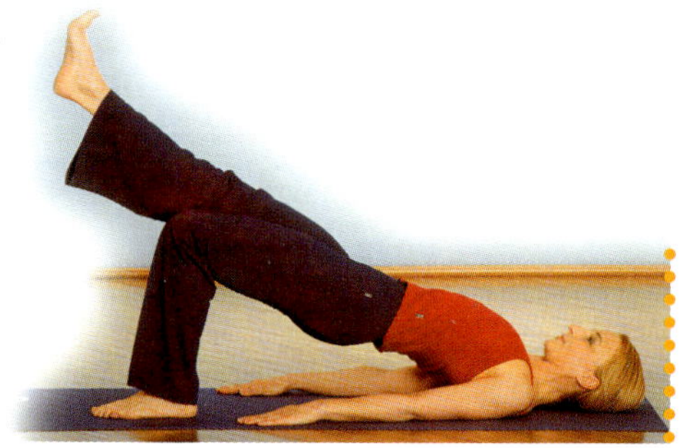

Modificación del grado de dificultad:

▲ La dificultad del ejercicio aumenta si los pies se apoyan sobre una superficie inestable.

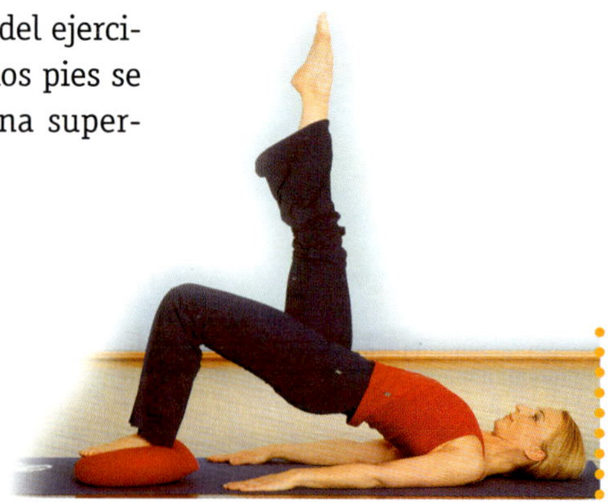

Distensión y relajación

Rodar como una pelota

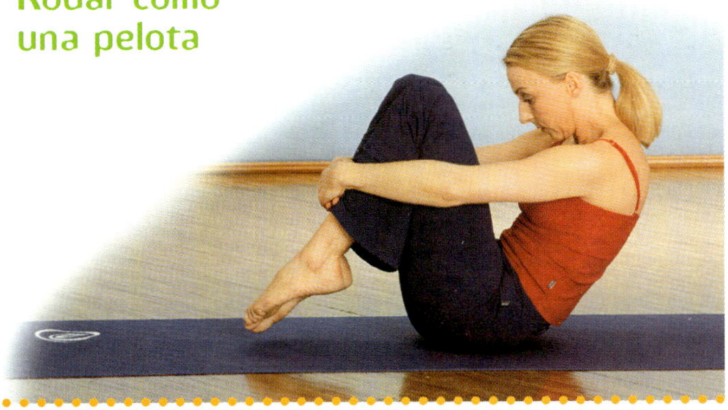

Posición de partida:

▲ Siéntate, dobla las rodillas y abrázate las piernas por fuera.

▲ Mantén los pies unidos.

Movimientos:

▲ Abre ligeramente las rodillas, levanta los pies de la colchoneta, baja la barbilla hacia el pecho y equilíbrate en esta posición.

▲ Imagínate que dibujas una «C» con tu columna vertebral desde la cabeza hasta el coxis.

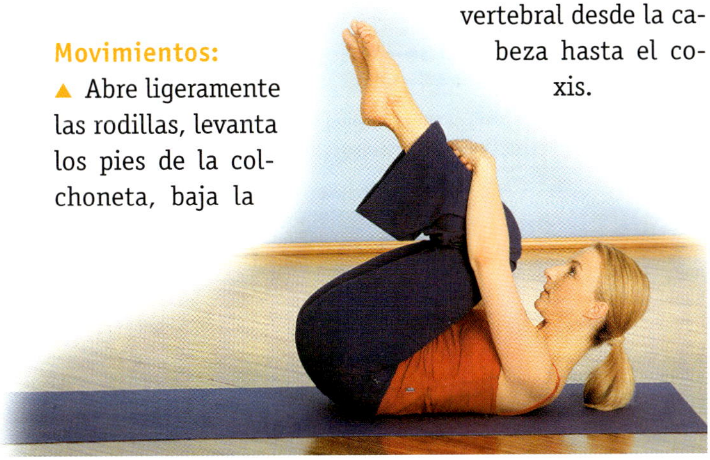

▲ Inicia el movimiento de rotación hacia atrás mientras al espirar contraes el ombligo hacia dentro y ruedas lenta y controladamente sobre los hombros.

▲ Deja fluir la respiración y rueda como una pelota sobre la columna vertebral hasta regresar a la posición inicial. Cuanto más redondeada sea la forma que tomes, más suave, fluida y controladamente podrás rodar.

▲ Al levantarte, equilíbrate sobre el coxis sin que los pies lleguen a tocar el suelo.

▲ Repite este movimiento cinco o seis veces.

Relajación 1

▲ Arrodíllate sobre la colchoneta y siéntate sobre sus talones de forma que las rodillas estén ligeramente separadas y los pulgares de los pies se toquen.

▲ Desciende el tronco entre las rodillas.

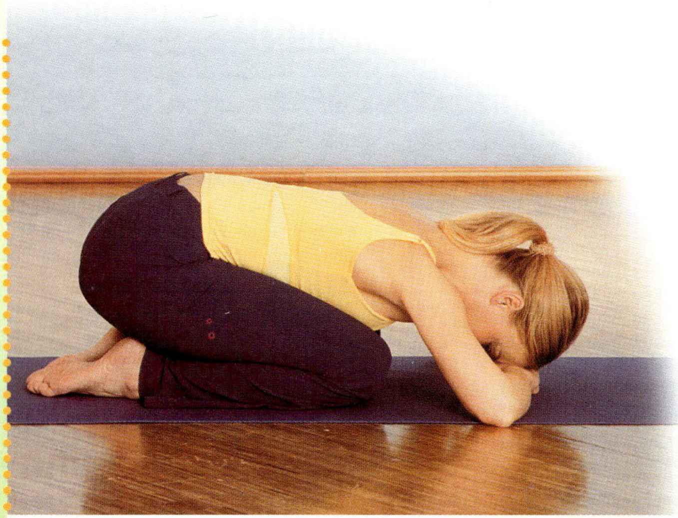

▲ Deja que el coxis se desplace hacia los talones, coloca los brazos relajadamente hacia delante y colócalos bajo la frente. Relaja la cabeza, la nuca y los hombros.

▲ Respira regular y profundamente manteniendo esta posición.

Relajación 2

▲ Empieza y acaba tus sesiones de ejercicios siempre en esta posición.

▲ Acuéstate relajadamente sobre la espalda, separa los pies a la anchura de la cadera y dobla las piernas a unos 30 cm de los glúteos.

▲ La pelvis está recta, es decir, el pubis y los iliacos están en un mismo plano y la región lumbar está en posición neutra. Puedes colocarte un cojín bajo la cabeza para ayudar a que la nuca se mantenga en posición neutra.

▲ Cruza los brazos sobre tu pecho y déjalos caer relajadamente hacia abajo. Permanece algunos minutos en esta posición y deja que fluya tu respiración.

▲ Al finalizar una sesión de ejercicios puedes aprovechar esta posición para efectuar un recorrido por todo tu cuerpo.

Advertencia
Este libro ha sido redactado con el máximo cuidado, pero las indicaciones que se expresan en él no suponen ninguna garantía. Ni la autora ni el editor pueden aceptar ninguna responsabilidad por los posibles daños o efectos secundarios que puedan producirse a causa de los ejercicios e informaciones propuestos en el texto.

Fotografías
Susanne Kracke, Munich.

Cuarta edición

Asesor Técnico: **Santos Berrocal.**

Título de la edición original: **BLV Fitness, Pilates.**
Es propiedad, 2002
© **BLV Verlagsgesellschaft mbH,** Munich, Alemania.
© de la traducción: **Enrique Dauner.**
© de la edición en castellano, 2007:
Editorial Hispano Europea, S. A.
Primer de Maig, 21 - Pol. Ind. Gran Via Sud
08908 L'Hospitalet - Barcelona, España.
E-mail: hispanoeuropea@hispanoeuropea.com
Depósito Legal: B. 50162-2007
ISBN: 978-84-255-1530-9

Impreso en España Printed in Spain
Limpergraf, S. L. - Mogoda, 29-31 (Pol. Ind. Can Salvatella) - 08210 Barberà del Vallès